De la valeur séméiologique

DE LA

SCIATIQUE DOUBLE

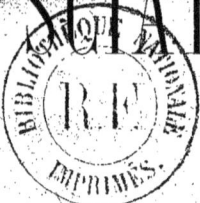

PAR

Le Docteur Georges JOUVE-BALMELLE

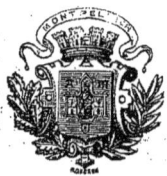

MONTPELLIER
IMPRIMERIE DE LA MANUFACTURE DE LA CHARITÉ
1898

De la valeur séméiologique

DE LA

SCIATIQUE DOUBLE

PAR

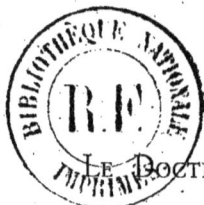

Le Docteur Georges JOUVE-BALMELLE

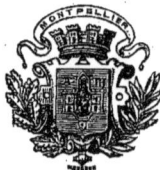

MONTPELLIER

IMPRIMERIE DE LA MANUFACTURE DE LA CHARITÉ

—

1898

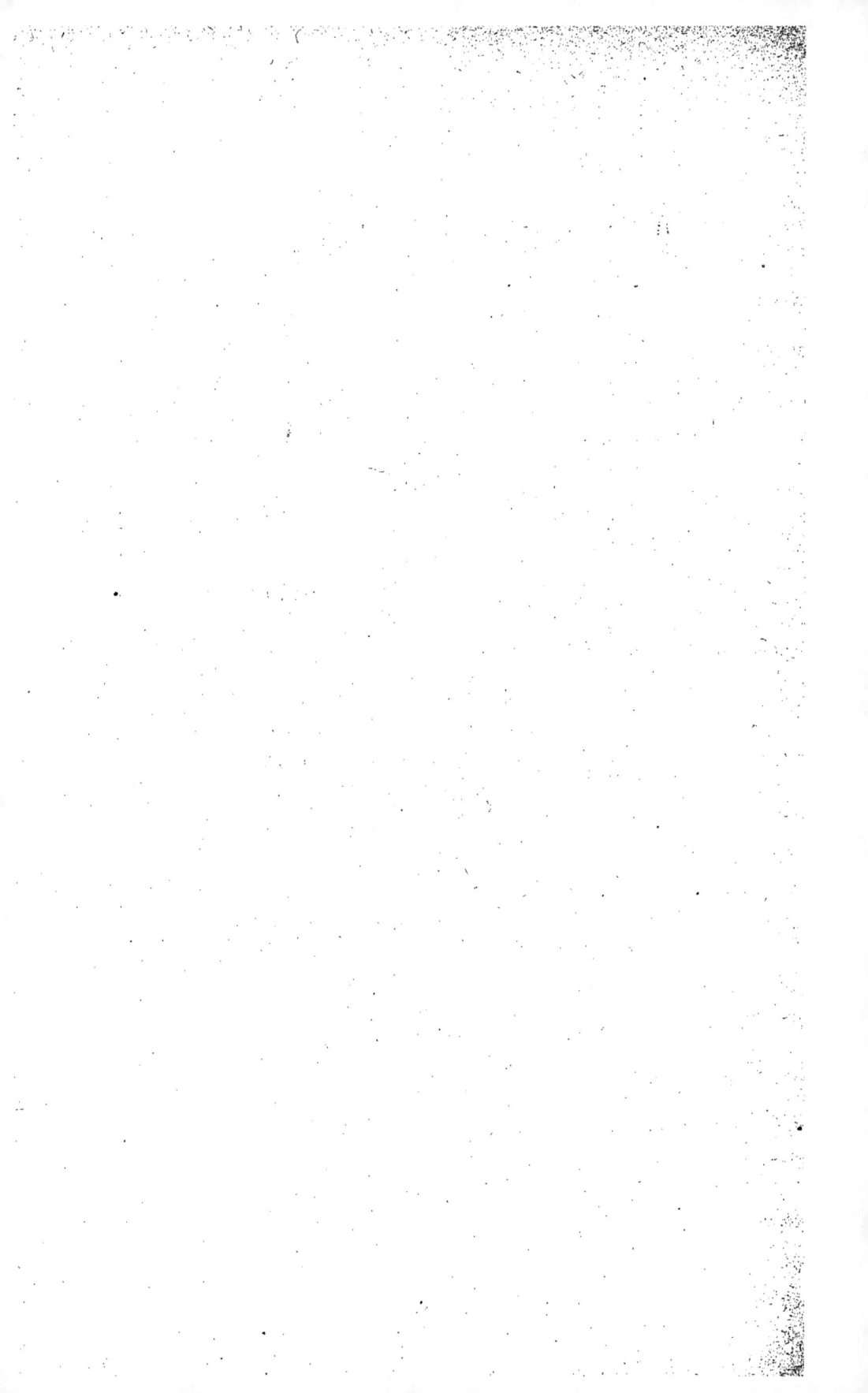

A MON PÈRE, A MA MÈRE

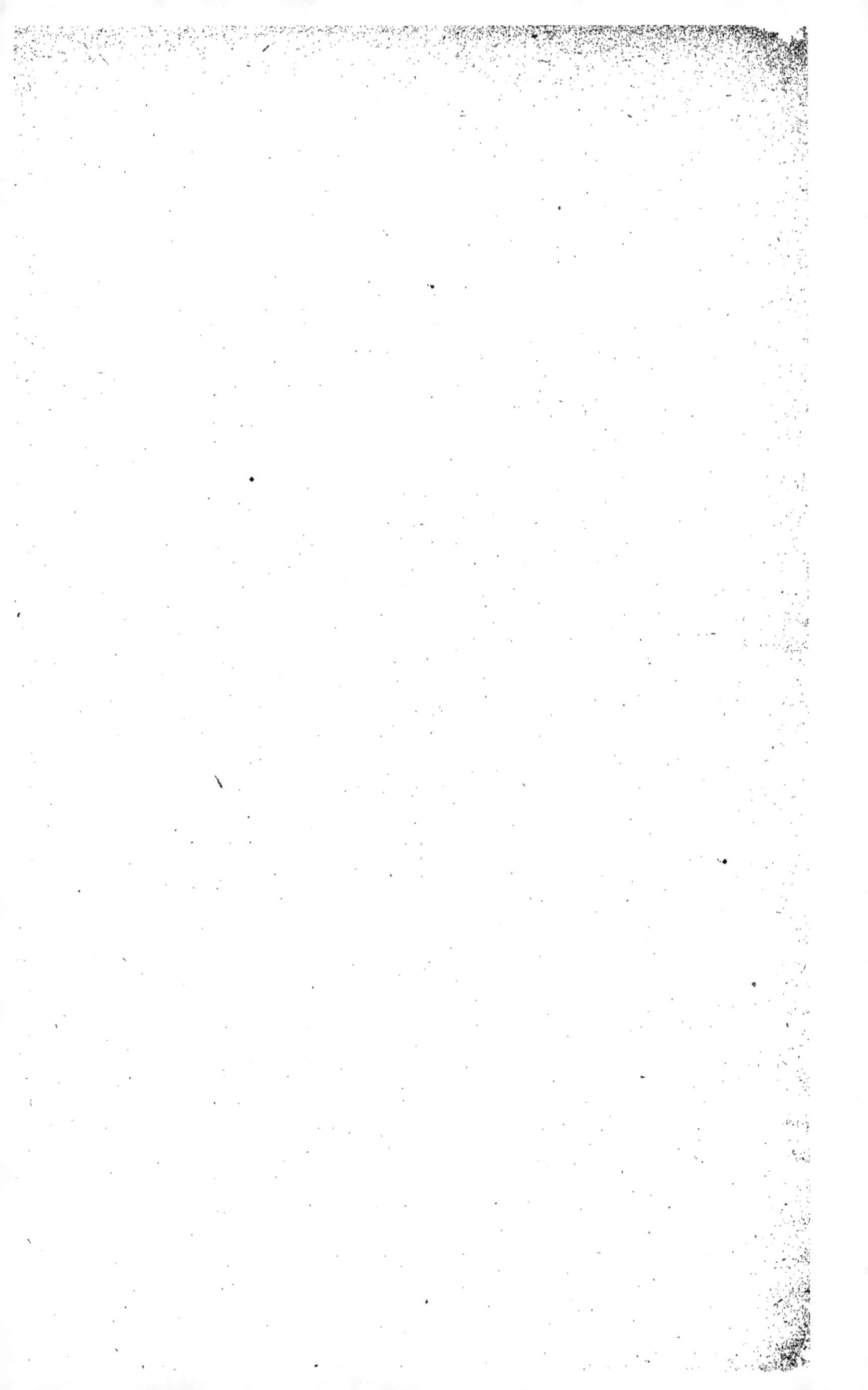

AVANT-PROPOS

La soutenance de thèse marque le moment où l'étudiant doit renoncer aux exercices et aux leçons qui, durant plusieurs années, l'ont préparé aux labeurs et aux devoirs de la vie nouvelle qui s'ouvre devant lui. Les conseils si précieux qui n'ont cessé de lui être prodigués jusque-là, qui l'ont guidé pas à pas dans ses études médicales, qui l'ont soutenu incessamment, vont lui faire défaut et c'est seul, que, brusquement, il se trouve face à face avec cette lourde responsabilité du médecin auquel sont confiées la santé et la vie du malade et qui doit consacrer à les défendre toute sa science et tout son dévouement. C'est seul qu'il va entamer cette lutte continuelle contre la maladie et c'est alors, plus que jamais, qu'il reconnaît la valeur des leçons qu'il a reçues et que son cœur se remplit de la plus profonde reconnaissance pour ceux qui lui ont appris leur art et qui l'ont armé pour lutter et pour vaincre.

Pour ma part, au début de ma carrière, combien vives seraient mes appréhensions si elles n'étaient pas atténuées par la conscience d'avoir été préparé à mes nouveaux devoirs par les leçons des éminents professeurs dont le savoir et les travaux continuent à assurer à l'école de Montpellier une réputation universelle. Aussi, grande est la reconnaissance que je voue à tous mes maîtres, et c'est avec la plus respectueuse émotion que je me permets de leur dire toute ma gratitude.

Mais parmi tous ces maîtres aimés, il en est à qui m'attache un sentiment plus particulier de reconnaissance pour la bienveillance spéciale qu'ils ont bien voulu me témoigner.

Je prie M. le professeur Grasset, qui par son haut mérite et sa profonde science, a conquis une célébrité devant laquelle tous s'inclinent justement, de vouloir bien me permettre de lui dire que grande est la reconnaissance que je lui dois pour m'avoir fait l'honneur d'accepter la présidence de ma thèse,

Je remercie MM. les professeurs agrégés Lapeyre et Mouret des marques de sympathie qu'ils m'ont accordées et des encouragements si amicaux qu'ils n'ont cessé de me prodiguer pendant mes études.

M. le professeur agrégé Rauzier a bien voulu pendant plus de trois ans, m'associer à son service des consultations médicales de l'hôpital général et me permettre de faire ainsi, sous sa savante et bienveillante direction, les premiers pas dans la pratique médicale. Combien je dois à ses leçons, qui par leur science et leur charme attirent autour de lui un nombreux concours d'élèves ! En écoutant ces cliniques des consultations médicales, dans lesquelles se montrent tant de puissance et tant de certitude dans la discussion du diagnostic, je me suis efforcé de m'accoutumer aux règles qui permettent au praticien d'éclaircir et d'affermir son diagnostic. Grâce à la sympathie qu'il m'a témoignée, grâce aux conseils incessants dont il m'a entouré, j'ai pu m'habituer à la pratique du malade et ses encouragements, toujours bienveillants, m'ont rendu cette étude facile et agréable. Aussi est-ce avec tristesse que je vois arriver le moment où les obligations de la vie m'imposent la privations des leçons d'un tel maître.

Un mot encore pour dire adieu à tous ces excellents amis dont je ne me sépare pas sans un véritable serrement de cœur et qui vont s'éparpiller pour prendre chacun de leur côté la direction que le sort leur réserve. Puissent-ils être heureux ! Qu'ils me gardent un bon souvenir, de mon côté je leur réserve les plus affectueux sentiments.

INTRODUCTION

Nous avons souvent entendu nos Maîtres de la Faculté, insister sur une recommandation bien précieuse : rechercher toujours la cause des symptômes pour lesquels le malade vient demander des soins. Et en effet, l'observation de cette règle est non seulement la condition indispensable pour arriver à affirmer le diagnostic complet, à assurer le traitement, à prévoir le pronostic, c'est encore le moyen de prévenir souvent le développement d'une maladie dont ces symptômes caractérisent le début. Rostan insistait déjà, en 1846, dans ses leçons, sur les fautes que pouvait conduire à commettre cette tendance à faire de la médecine symptomatique; il citait le cas de cette femme atteinte de constipation opiniâtre chez laquelle le premier médecin appelé, soupçonnant un état inflammatoire, fit appliquer des sangsues ; ce traitement n'ayant donné aucun résultat, la malade s'adressa à un autre médecin qui, voyant que les déplétifs locaux n'avaient produit aucun effet, administra des évacuants qui ne firent rien Un troisième médecin consulté, eût enfin l'idée de palper le ventre, et il trouva une tumeur ovarienne qui comprimait le rectum, d'où l'explication toute mécanique de la constipation; une position convenable fut donnée à la malade, de telle sorte que la tumeur s'inclinât à droite et dégageât l'intestin et les matières furent évacuées.

Il nous a paru intéressant, partant d'un symptôme, de remonter aux diverses causes qui peuvent le produire.

Notre choix s'est porté sur la sciatique caractérisée par sa bilatéralité, sur la sciatique double. Si la sciatique unilatérale est quelquefois symptomatique d'une compression du nerf ou de quelque autre affection, elle est cependant le plus souvent idiopathique ou plutôt, elle répond à une étiologie plus ou moins déterminée, froid, fatigue, etc., et est passible d'un traitement qui varie peu, la sciatique double au contraire est suspecte (1); elle est presque toujours symptomatique d'une affection plus grave, sinon plus douloureuse et tributaire d'une thérapeutique qui, dirigée contre la cause, réussit le plus souvent contre le symptôme. De plus, ce qui est tout aussi important, en attirant l'attention du praticien par son caractère de bilatéralité, elle l'amène à diriger ses investigations du côté de certaines maladies, et peut ainsi lui permettre de prévenir des atteintes plus profondes de l'affection dont elle est quelquefois le seul symptôme.

Nous allons donc essayer de passer en revue dans notre étude, les divers états pathologiques généraux ou locaux pouvant se traduire par la sciatique double.

C'est à dessein que nous négligeons d'appeler névrite ou névralgie, la sciatique double; ce serait là préjuger de l'état anatomique du nerf dans une affection que nous ne voulons considérer qu'au point de vue symptomatologique. D'après Landouzy (2), dans la névralgie, le symptôme capital à peu près unique, serait constitué par des douleurs continues, avec paroxysmes, sans changement dans le volume du nerf, avec certains points plus douloureux à la pression, dits points névralgiques. Dans la névrite, il y aurait un début insidieux, la douleur augmentant progressivement d'intensité; la palpation pourrait quelquefois permettre de reconnaître une augmen-

---

(1) Grasset et Rauzier, *Maladies du système nerveux*, t. II.
(2) Landouzy, *Archives générales de médecine* 1875.

tation du volume du nerf et c'est dans cette forme que se pro-
duiraient les troubles trophiques. Mais, d'après Fernet (1), la
sciatique serait toujours névritique et d'ailleurs, ainsi que le
dit Bruhl (2), tous les types de transition existent entre la sciatique névrite et la sciatique névralgie ; de plus, ce qui nous
importe, cliniquement, il est quelquefois fort difficile de différencier l'une de l'autre, à cause de l'inconstance des caractères
des névrites (troubles de la sensibilité, parésie, troubles trophiques, etc.) D'autre part, la distinction entre la sciatique double
névrite et la sciatique double névralgie est peu importante, au
point de vue que nous envisageons, l'une et l'autre se rencon-
trant également dans les mêmes conditions étiologiques.

Sous le nom de sciatique double, nous désignerons donc
l'affection qui se caractérise par des phénomènes douloureux,
continus ou paroxystiques — auxquels peuvent s'ajouter des
troubles de la sensibilité, de la motilité et de la nutrition qui
indiquent alors l'élément névrite qui vient si souvent s'associer
à la névralgie — occupant le trajet des deux nerfs sciatiques,
à condition d'entendre par là non seulement le tronc du nerf
et ses branches de division, mais aussi son origine (Bruhl).
Nous ferons encore remarquer que souvent, à la névralgie du
plexus sacré, s'ajoutent des douleurs correspondant aux ra-
meaux du plexus lombaire, si bien que Brissaud avait proposé
d'étendre la signification du mot sciatique à la névralgie de
tout le plexus lombo-abdominal.

Donc les causes qui peuvent produire la sciatique double,
sont celles qui sont capables de provoquer des phénomènes de
névralgie ou de névrite, à la fois sur les deux nerfs sciatiques ;

---

(1) Fernet, De la sciatique et de sa nature *Archives générales de médecine*,
Paris 1878.
(2) Bruhl, *Revue générale sur la sciatique. Gazette des hôpitaux*,
4 novembre 1893.

ce sont certaines affections générales qui frappent les deux nerfs par une influence constatée, mais non expliquée et certains états pathologiques dont la conséquence est la production de néoformations pouvant exercer une compression simultanée des deux sciatiques, sur le trajet de ces troncs nerveux, depuis l'origine dans la moelle des racines nerveuses qui les constituent jusqu'à leur terminaison.

DE LA VALEUR SÉMÉIOLOGIQUE
DE LA SCIATIQUE DOUBLE

I. Sciatique double dans certaines maladies générales.

1° Diabète

Les névralgies symétriques sont fréquentes chez les diabétiques et la sciatique double est celle que l'on rencontre le plus souvent. Cependant, avant la communication de Worms en 1880, à l'Académie de médecine, quoique la présence des douleurs fixes sur le trajet des nerfs fut mentionnée par les auteurs classiques, on avait considéré ces névralgies comme des affections banales produites par le refroidissement, la fatigue ou toute autre cause, sans attacher aucun prix à ses caractères particuliers et sans en tirer aucune valeur séméiologique. Et par suite, le traitement ne s'attachant qu'au symptôme douleur ne variait pas de celui qui était dirigé contre les névralgies idiopathiques. C'est ainsi qu'en 1850, Griesinger avait indiqué la fréquence de la sciatique dans la glycosurie. En 1868, Braun, et après lui Eulenburg citent des observations de diabétiques atteints de sciatique ; en 1874, Rosenstein publie des cas dans lesquels il avait noté la glycosurie unie à la névralgie sciatique, mais sans avoir pu apprécier quelle était des deux l'affection primitive ; il reconnaît cependant, que les remèdes efficaces dans les formes ordinaires de sciatique ne réunissent pas dans les cas où cette sciatique est compliquée de diabète.

Il faut arriver à la communication de Worms (1), pour avoir la description des névralgies vraiment diabétiques, étroitement liées à la glycosurie et douées de caractères les différenciant des névralgies simples ; l'acuité, la tenacité, la *symétrie*. Worms présente deux observations dont l'une a trait à la présence d'une sciatique double chez un diabétique avéré. Ce malade qui, atteint de diabète depuis 10 ans, ne suivait aucun traitement rationnel et jusque-là, n'éprouvait qu'un peu d'amaigrissement et un certain affaiblissement, avec de la polydypsie assez marquée, fut pris de douleurs intolérables dans la région postérieure des deux cuisses ; ces douleurs étaient plus violentes le soir et surtout la nuit, et elles suivaient manifestement le trajet de la section fémorale des deux sciatiques : elles étaient également intenses des deux côtés, s'exaspéraient par la pression et étaient nettement limitées entre l'échancrure sciatique et le creux poplité.

« L'ensemble de ces phénomènes symétriques, si nouveaux pour moi. dit Worms, était tel qu'on pouvait supposer une origine centrale commune soit vertébrale, soit médullaire, mais aucun signe objectif, ni la douleur à la pression des vertèbres, du sacrum, du bassin, ne venait étayer cette dernière hypothèse. » Aucun des moyens employés ne put atténuer ces douleurs violentes, jusqu'à ce que, envoyé aux eaux de Royat et soumis à un traitement sévère, le malade vit en même temps qu'une diminution de la glycosurie, les névralgies s'amender. L'année suivante, la sciatique double reparut avec les mêmes caractères et la même intensité et ce n'est que grâce au régime,

---

(1) Worms. Névralgies symétriques dans le diabète. *Gazette hed. de médecine*, 1880.

que, en même temps que la quantité de sucre diminuait dans les urines, les douleurs disparurent à tout jamais.

Les conclusions de Worms étaient que : il existe une forme spéciale de névralgie propre au diabète, qui présente comme caractères particuliers, de siéger symétriquement dans les mêmes branches nerveuses, de dépasser en douleur les autres névralgies, de ne pas céder au traitement habituel, de s'aggraver ou de s'atténuer parallèlement à la glycosurie.

Cette communication attira l'attention du public médical sur les névralgies diabétiques et dès 1881, Raymond et Oulmont (1) publiaient l'observation d'un diabétique souffrant dans les membres inférieurs de douleurs affectant le trajet du sciatique. Ces douleurs revenaient par accès persistant pendant plusieurs heures et reparaissant plusieurs fois dans les 24 heures. En dehors des crises, le malade se plaignait d'une douleur violente, mais non spontanée que provoquait l'attouchement des masses musculaires ou la simple pression du pied sur le sol. Aussi la marche était-elle, la plupart du temps, difficile ou presque impossible. D'autre part, aucun trouble de la motilité ne semblait exister et quand les douleurs diminuaient, la marche s'accomplissait sans difficultés Le malade d'abord traité à Bruxelles, arrive à une atténuation de la douleur, en même temps qu'à la diminution des autres symptômes du diabète. Mais dès qu'il quitte l'hôpital, l'amélioration cesse et il est obligé de se faire admettre à l'Hôtel-Dieu de Paris, où M. Raymond l'examine. Voici le résumé de l'observation :

Malade amaigri, pas d'appétit, polydypsie (le malade boit environ 4 litres dans la journée) polyurie. L'examen des urines donne 78 grammes de sucre par litre. Douleurs allant de la fesse aux orteils en suivant le trajet du sciatique, semblant être spontanées et réveillées par la marche.

(1) Raymond et Oulmont *Gazette médicale*, 1881.

et par la pression. Pas de douleurs en ceinture, pas de points douloureux sur le rachis : motilité normale, en dehors de la difficulté de la
marche tenant à la contraction musculaire due à la douleur et qui
s'améliore après les injections de morphine. Pas de contracture : réflexe
tendineux normal ; pas de troubles des sphincters.

Aux membres supérieurs, sensibilité et motilité intactes.

En 1888, Drasche (1) cite à son tour le cas d'un homme de
64 ans qui fut pris de douleurs très violentes dans le membre
inférieur droit, douleurs si pénibles que le malade ne pouvait
garder le lit : elles gagnèrent bientôt le membre inférieur gauche et les membres supérieurs. Les accès devinrent de plus en
plus violents : le malade ressentait des douleurs lancinantes
surtout à la face postérieure de la cuisse droite, d'où elles
s'étendaient au genou et au pied ; les mêmes parties du membre gauche étaient moins douloureuses. Après avoir questionné
le malade, Drasche reconnut qu'il était diabétique depuis 5 ans
et l'analyse donna 40 grammes de sucre par litre. Le traitement antidiabétique fit disparaître rapidement la névralgie et
diminuer la quantité de sucre.

A la même époque, Berger, de Breslau, publie douze cas de
diabète dans lesquels la maladie ne fut reconnue que grâce aux
douleurs névralgiques et à leurs caractères particuliers. Et
pour lui les névralgies seraient le plus souvent symétriques et
presque toujours sciatiques.

Thomas Buzzard (2), à son tour, a observé une dame âgée
de 68 ans, qui fut prise de douleurs aiguës dans les lombes et
les deux régions sciatiques ; aucun amendement par la morphine. Les caractères de la névralgie conduisirent à l'analyse
des urines et on constata la présence du sucre.

---

(1) Drasche. Ueber diabetische neuraglien, 1882.
(2) Thomas Buzzard. In the Lancet, 1882, T. I.

En 1884, nouvelle observation, publiée par Cornillon (1) et dont voici le résumé :

Homme âgé de 67 ans ; pas d'antécédents héréditaires ; dans les antécédents personnels, plusieurs attaques de goutte. Il est diabétique depuis plusieurs années, mais la quantité de sucre n'a jamais dépassé 5 grammes par litre.

Peu d'amaigrissement ; aucun affaiblissement général ; polyurie et polydypsie peu marquées. Le malade est pris dans la cuisse et la jambe gauche de douleurs violentes qui revêtent complètement les allures de la sciatique ; elles s'étendent bientôt au membre inférieur droit quoique prédominant cependant dans le membre primitivement atteint. Ces douleurs persistent dans les membres inférieurs, n'empêchant pas absolument la marche, mais nécessitant l'emploi de deux cannes. Aucune diminution de la sensibilité cutanée, aucune anesthésie ou perversion de la sensibilité, pas d'incoordination motrice ; aucun trouble de la vue. La pression au niveau des points d'émergence des sciatiques est très douloureuse, surtout à gauche ; aux creux poplités, points douloureux très nets.

Le malade est envoyé à Vichy et suit un traitement antidiabétique. Les douleurs sciatiques diminuent, les points douloureux sont de moins en moins nets et le malade rejette ses cannes.

Auché (2) cite un diabétique souffrant de douleurs vives à la partie postérieure des cuisses, des jambes et des pieds.

Dans la thèse toute récente du Dr Lago (3), nous trouvons une observation que nous résumons :

Marie X, 67 ans, cuisinière ; aucun antécédent héréditaire ; antécédents personnels : influenza en 1889.

---

(1) Cornillon. Névralgies diabétiques. *Revue de médecine*, mars 1884.
(2) Auché. Altération des nerfs périphériques au cours du diabète. *Archives de médecine expérimentale*, mars 1884.
(3) Lago. Sciatique double. Thèse Paris, 1897.

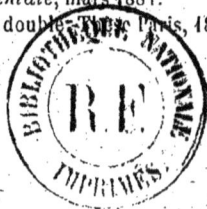

Maladie actuelle. — En juillet 1895, douleurs vives dans les membres inférieurs, ayant débuté brusquement pendant la nuit, après le coucher; pendant le jour, les douleurs diminuaient considérablement d'intensité et la malade pouvait vaquer à ses occupations. Les crises se répétèrent pendant 7 à 8 jours.

Du mois de juillet au mois de septembre, les crises nocturnes ont cessé; mais les sensations de fourmillements, d'élancements dans les jambes persistent avec prédominance dans la jambe droite. Le 8 septembre, vers 10 heures du soir, nouvelle crise de douleurs extrêmement violentes qui amènent la malade à consulter dès le lendemain le Dr Lago.

L'examen donne les renseignements suivants: volume des membres inférieurs normal, ni œdème, ni varices; pas de zones d'anesthésie ou d'hyperesthésie, sensibilité au froid et au chaud conservée. La malade accuse de la douleur à la pression des masses musculaires; il existe en outre des points spécialement douloureux; à droite, point malléolaire externe, point péronier, point rétro-trochantérien. Les appareils des sens ne présentent rien d'anormal; marche difficile. L'examen des appareils respiratoire et circulatoire est négatif; la malade a toujours eu un bon appétit et elle digère bien; elle ne mange rien en dehors des repas; elle boit à chaque repas un verre de vin coupé avec de l'eau; dans l'après-midi, elle boit quelquefois un verre d'eau. Depuis le mois de juin 1896, la malade doit se lever une fois pendant la nuit pour uriner.

Le toucher vaginal ne révèle rien du côté de l'utérus et des annexes.

L'urine examinée donne 87 grammes de sucre par litre,

Le traitement antidiabétique institué produit une diminution de la quantité de sucre et la disparition des douleurs.

Rappelons aussi que c'est sur l'observation d'une sciatique double chez un diabétique à qu'il administra comme analgésique, de l'antipyrine qu'il vit réussir à la fois contre la sciatique double et contre le diabète, que G. Sée (1) préconisa ce médicament dans le traitement antidiabétique.

---

(1) Académie de médecine *Bulletin*, 9 avril 1889.

Voilà donc de nombreux exemples de sciatiques doubles chez les diabétiques, guéries par le traitement répondant au diabète ; nous ne voulons pas nous attarder sur les nombreuses et diverses théories émises sur la pathogénie de cette affection. Est-elle due à l'hypérémie veineuse des organes de l'abdomen, comme l'avait dit Rosenstein ; doit-on incriminer avec Worms, l'altération du sang créée par le diabète, la dyscrasie qui produirait une modification anatomique des nerfs ou bien doit-on l'attribuer, comme Bordier (1) à la même lésion centrale, cause du diabète ; ou à une lésion des méninges et à une irritation temporaire de la substance grise, suivant l'hypothèse de Raymond et Oulmont ? Doit-on considérer que les névralgies symétriques ne sont, comme le diabète, que des manifestations de l'arthritisme, cause commune (Huchard (2), Charcot) ? La symétrie tendrait à faire admettre l'hypothèse d'une lésion médullaire transitoire, dit Cornillon, mais il est difficile de dire si ce sont les méninges, la substance grise ou la substance blanche qui sont le plus spécialement affectées, car aucune démonstration, appuyée sur des pièces anatomiques n'a pu encore être donnée.

Ce que nous voulons retenir des observations précédentes, c'est que la sciatique double existe assez fréquemment chez les diabétiques et ce que nous tenons surtout à souligner, c'est qu'il peut arriver que la sciatique double soit le symptôme qui frappe le malade et pour lequel il vient demander des soins au praticien dont l'attention, attirée par ce caractère de symétrie, doit être portée vers le diabète. Non que le plus souvent, la glycémie n'existe depuis longtemps chez le malade, mais la polyurie, la polydypsie sont quelquefois très peu marquées et l'amai-

---

(1) A. Bordier. Névralgies symétriques dans le diabète. *Journal de thérapeutique*, 1881.
(2) Axenfeld et Huchard. *Traité des névroses*. T. II.

grissement peut être nul. (Nous ne parlons pas de la polyphagie qui, d'après de nombreuses observations faites à la consultation médicale, nous paraît faire le plus souvent défaut). Et tous ces symptômes passent alors inaperçus du malade, tandis que cette douleur vive qui lui enlève tout repos, qui le rend impotent, force son attention et ce sont ses souffrances qui le conduiront au médecin. Et si celui-ci ne se contente pas de répondre aux indications symptomatiques, en infligeant au malade un vésicatoire, des pointes de feu et divers analgésiques, qui, dans l'espèce, ne réussiront pas le plus souvent, il pourra, en interrogeant son malade, en examinant les urines, déceler chez lui les symptômes plus ou moins nets du diabète.

Dans les observations précédentes, on voit que chez la malade de Drasche, ce fut la sciatique double qui fit penser à l'existence du diabète, que l'analyse des urines démontra. Dans l'observation de Cornillon, les symptômes du diabète étaient suffisamment peu marqués pour laisser ignorer cette maladie jusqu'à la production de la sciatique double. Worms (1) cite un malade chez lequel son attention ne fut dirigée vers le diabète que par la présence d'une névralgie symétrique. De même, dans le cas observé par M. Lago, le seul symptôme était la sciatique bilatérale. Il nous est arrivé à nous même de voir un malade arrivé à la consultation médicale ne se plaignant que de douleurs sciatiques dans les membres inférieurs, en sortir avec le diagnostic de diabète, affirmé par l'interrogatoire et l'examen des urines.

On a essayé d'attribuer des caractères particuliers à la sciatique diabétique. Son début serait brusque, inopiné : le malade, après s'être couché bien portant, tantôt serait réveillé par des souffrances horribles qui l'obligeraient à se lever, tantôt senti-

---

(1) Worms. *In Gazette hebdomaire de médecine*, 1880 Obs. II.

rait ses douleurs dès le réveil. On a dit que les souffrances étaient continues, térébrantes, lancinantes, fulgurantes et qu'à certains moments, elles présentaient des paroxysmes qui dépassaient en acuité et en durée les exacerbations les plus violentes des autres formes de névralgie, que les accès paroxystiques avaient lieu trois ou quatre fois par jour et qu'il suffisait d'un mouvement peu étendu, d'une légère émotion pour les provoquer. Enfin, les accès les plus violents auraient lieu pendant la nuit.

Tous ces caractères nous paraissent être communs à des névralgies de nature fort différente et l'évaluation de la quantité et de la qualité de la douleur, nous paraît dépendre beaucoup trop de l'endurance du sujet. Dans tous les cas, le caractère primordial, qui doit éveiller l'attention, est la bilatéralité plus nette, plus appréciable matériellement pour le médecin.

2° *Saturnisme*

La sciatique double peut se rencontrer dans l'intoxication par le plomb. Dubois, de Rochefort, avait signalé déjà les sciatiques dans la maladie métallique. Tanquerel des Planches (1) cite plusieurs malades saturnins atteints de douleurs très aiguës dans les membres inférieurs avec exacerbations pendant la marche. Valleix (2) note une affection qu'il appelle arthralgie saturnine, tout en reconnaissant que les douleurs se rapprochent de celles de la névralgie sciatique. Grisolle (3), dans sa thèse décrit des douleurs paraissant suivre le trajet des sciati-

(1) Tanquerel des Planches. *Traité des maladies du plomb*, 1839. T. I.
(2) Valleix. *Traité des névralgies*, 1841.
(3) Grisolle. Thèse de Paris, 1836.

ques et Rosenthal (1) donne le saturnisme comme cause de la
sciatique. Dreyfous (2) cite l'observation d'un peintre en bâti-
ments, ayant déjà eu auparavant plusieurs crises de colique de
plomb, qui ressentit dans les membres inférieurs, des douleurs
vives, spontanées, sous forme d'élancements, paraissant suivre
le trajet du sciatique ; il existait de plus une douleur continue le
long du nerf. La pression fit reconnaître l'existence des points
fessiers, trochantériens, poplités.

M. Ch. Rostan (3), après avoir donné une observation de sciatique double, conclut que les névralgies saturnines ne sont pas
dues à l'anémie cachectique, comme l'avait dit Renaut (4) —
et s'il s'appuie sur le fait que les diverses observations rela-
tent, que ces névralgies, loin de se produire chez les vieux saturnins, semblent au contraire, appartenir aux symptômes préco-
ces de l'intoxication — que *la névralgie sciatique est la plus*
fréquente et que comme l'avait déjà dit Dreyfous, *ces névralgies*
sont presque toujours symétriques.

Donc, la sciatique double peut être un symptôme de l'intoxication saturnine et elle peut exister, quoique rarement, dès
le début de l'intoxication, avant tout autre symptôme, comme
l'indique une observation de la thèse de Rostan d'après laquelle
le malade ne maniait le minium que depuis cinq jours lorsque
apparurent les douleurs.

M. Rostan essaie de décrire des caractères spéciaux à la
douleur ; il dit qu'elle est continue et sourde, accompagnée
d'exacerbations violentes et de vifs élancements, les crises
ayant lieu d'ordinaire la nuit et séparées les unes des autres
par un intervalle qui va de quelques minutes à des heures

(1) Rosenthal. *Traité clinique des maladies du système nerveux.*
(2) Dreyfous. *France médicale*, 1881. Des névralgies saturnines.
(3) Ch. Rostan. Thèse de Paris, 1882. Névralgies saturnines.
(4) Renaut. Thèse d'agrégation, 1875.

entières. On peut formuler ici les mêmes critiques que nous avons opposé plus haut aux essais de caractérisation de la douleur dans la sciatique double diabétique et, ce qui vérifie la valeur de ces critiques, c'est que, ainsi qu'on peut en juger en comparant ces caractères avec ceux attribués aux névralgies glycémiques, ce sont absolument les mêmes.

La seule conclusion que nous puissions retenir ici, c'est que, en présence d'une sciatique double, le médecin doit penser au saturnisme, lorsque la profession du malade l'expose à l'intoxication par le plomb et surtout, lorsqu'elle s'est déjà traduite chez lui par des accidents antérieurs tels que la colique de plomb.

3° Paludisme.

Notre attention avait été attirée par une observation de Potts (1) sur la sciatique double dans le paludisme ; mais malgré toutes nos recherches, nous n'avons trouvé dans la littérature médicale aucune autre observation.

L'observation de Potts concerne un malade chez lequel les douleurs, affectant nettement les deux sciatiques, présentaient tous les deux jours des paroxysmes, en même temps que se produisaient les divers stades de la crise paludéenne : frisson, fièvre, sueur. L'emploi de la quinine amena une amélioration rapide.

Evidemment, il ressort de l'inutilité de nos recherches que la sciatique double d'origine palustre est une rareté, mais nous avons tenu à signaler ce cas, sans vouloir en tirer aucune conclusion.

_____

(1) Potts. A case of double sciatica of malaria origin. *New-York Méd*. Journ. 1891.

4° *Blennorrhagie.*

Si la sciatique unilatérale se rencontre fréquemment dans la blennorrhagie, il n'en est pas de même de la sciatique double. Dans la thèse de Brisson (1), sur 22 cas de sciatique blennorrhagique, nous ne trouvons qu'une seule observation, due à Everard Home et publiée plus tard par Fournier dans l'*Union médicale* de 1868. Il s'agit d'un officier de marine qui, après une troisième blennorrhagie fut affecté d'une douleur sciatique qui, d'abord localisée à la jambe gauche, s'étendit bientôt à l'autre membre. Les douleurs s'étaient amendées quand le sujet contracta une nouvelle blennorrhagie qui amena une récidive de sciatique double. Les douleurs disparurent par la guérison de la blennorrhagie ; mais une cinquième blennorrhagie reproduisit les symptômes précédents avec une intensité supérieure à celle des attaques précédentes ; le traitement amena leur disparition.

Citons aussi l'observation de Taylor (2), se rapportant à un homme atteint déjà de plusieurs blennorrhagies et de la syphilis qui, à une nouvelle atteinte blennorrhagique, eut des douleurs sciatiques des deux côtés avec exacerbations nocturnes.

Comment agit la blennorrhagie ? Elle peut donner naissance à une névrite infectieuse. Cros (3) en a donné de nombreux exemples. Mais il est démontré que la gonococcie peut amener également la production d'une méningo-myélite dont la

---

(1) Brisson. Etude sur la sciatique blennorrhagique. Thèse de Paris. 1883.

(2) Taylor. *Notes cliniques sur la névralgie sciatique d'origine syphilitique.* 1880.

(3) Cros. Thèse de Montpellier, 1891. *Quelques localisations de la blennorrhagie sur les nerfs périphériques.*

sciatique double peut-être une manifestation. Les atteintes de
la moelle ont été étudiées et on a vu (1), après autopsie, des
lésions portant soit sur les méninges, soit sur la moelle elle-
même. Du côté des méninges, il existait de la congestion plus
ou moins intense, surtout au niveau de la l'arachnoïde ; dans un
cas de Dufour, on trouvait là une véritable fausse membrane.
Du côté de la moelle, on a trouvé des lésions de la substance
blanche et de la substance grise avec présence de cellules gra-
nuleuses nombreuses. Les racines rachidiennes étaient quelquefois entourées d'un exsudat inflammatoire.

Aussi, le plus souvent, arrivent rapidement les symptômes
médullaires ; paraplégie, troubles des sphincters, exagération
des réflexes ; mais cependant il est des cas où les symptômes
douloureux sont les plus marqués et peuvent présenter la forme
de sciatique double. Telle est l'observation de Peter (2) que
nous résumons :

Homme souffrant dans les deux membres inférieurs de douleurs suivant le trajet du nerf sciatique, avec les points d'élection plus marqués :
la douleur est plus intense dans le membre gauche. La pression et la
percussion des apophyses épineuses sacrées et lombaires sont douloureuses. Sensibilité cutanée amoindrie aux jambes, surtout dans leur
moitié inférieure ; sensation d'engourdissement à la plante des pieds,
plus manifeste à gauche : sensation de constriction douloureuse en
ceinture. Pas de troubles de la miction et de la défécation. « Il y avait
évidemment, dit Peter, une névralgie sciatique bilatérale et je cherchai
de quoi elle pouvait être symptomatique ; il n'y avait certainement pas
de tumeur pelvienne comprimant les deux nerfs sciatiques. L'amoin-
drissement de la sensibité dans le segment inférieur des deux membres, la faiblesse musculaire, la constriction douloureuse en ceinture et
la douleur que provoquait la pression des apophyses épineuses, tout

_____

(1) Barrié. *Méningo-myélite blennorrhagique*. Thèse de Paris 1894.
(2) Peter. *Société Médicale des hôpitaux*. 1866.

cela me fit conclure à une affection de la moelle ». Et c'est alors que Peter constate chez son malade une blennorrhagie dont celui-ci ne lui avait aucunement parlé et qui datait de trois mois.

Nous concluerons donc que la blennorrhagie peut, quoique assez rarement, produire la sciatique double, soit en attaquant le nerf lui-même et produisant une névrite infectieuse, soit en s'adressant à la moelle et amenant une meningo-myélite. Mais dans ce dernier cas, on a le plus souvent d'autres symptômes ; phénomènes généraux, troubles des sphincters une véritable paraplégie. Enfin, de quelque façon qu'agisse l'infection blen-norrhagique, la présence de l'écoulement uréthral amènera le diagnostic de la cause.

II. Sciatique double par compression.

A. — *Intra-rachidienne.*

Le plexus sacré dont le sciatique est la branche de terminai-son, est constitué par la réunion des branches antérieures de la 5e racine lombaire et des 1re, 2me, 3me et 4me racines sacrées, L'origine apparente de ces racines nerveuses dans la moelle (1) correspond, sur le rachis, à l'espace limité en haut par le bord inférieur de l'apophyse épineuse de la 11me vertèbre dorsale, en bas, par le bord inférieur de la 1re lombaire. Ces nerfs sortent ensuite du canal rachidien par les trous sacrés ; ils parcourent donc un trajet intra-rachidien allant de la 11me dorsale à la 5me sacrée et dont la longueur peut être évaluée à 18 ou 20 centimètres.

D'autre part, rapportée à la colonne vertébrale, la limite inférieure de la moelle correspond à la 2me vertèbre lombaire ; ce point de repère osseux marque le sommet du cône terminal auquel fait suite le filum terminale qui descend au milieu des nerfs de la queue de cheval jusqu'à la base du coccyx. Les méninges : dure mère, arachnoïde, pie-mère qui, jusque là, entourent la moelle jusqu'à sa terminaison s'arrêtent bientôt à une certaine hauteur. La dure-mère se termine par le cul de sac dural au niveau de l'extrémité inférieure de la 2me vertèbre sacrée et est perforée à cet endroit par les nerfs de la queue de cheval. La pie-mère, qui s'étale immédiatement à la surface de la moelle, sur toute sa hauteur et se réfléchit sur les cordons

---

(1) Teslut. *Anatomie humaine*, t. II.

nerveux au niveau de leur émergence, en constituant leur névrilème, arrivée à l'extrémité inférieure de la moelle, passe sur le filum terminale. Enfin, l'arachnoïde est constituée par deux feuillets dont la continuation se fait au niveau du cul de sac dural.

D'après ce rapide aperçu anatomique, il est facile de comprendre qu'au dessus de la 2e vertèbre lombaire, l'agent compresseur qui agira sur les racines nerveuses d'origine du sciatique, aura toutes chances d'atteindre tôt ou tard la moelle et d'amener les symptômes tenant à la compression de celle-ci. Au-dessous de la 2me lombaire, la tumeur ne peut plus rencontrer que les nerfs de la queue de cheval. D'après Raymond (1), la compression de celle ci amènerait : une paraplégie douloureuse compliquée d'une anesthésie cutanée, assez nettement circonscrite, n'affectant que les muscles innervés par le plexus sacré, des troubles de la miction et de la défécation, en rapport à la fois avec la paralysie des sphincters et avec une anesthésie de la vessie et du rectum, certains troubles trophiques, certains troubles des fonctions génitales chez l'homme, enfin certaines modifications des réflexes tendineux (peu caractéristiques, car tantôt, il y a exagération, tantôt diminution, tantôt conservation), et des réactions électriques. Mais le premier symptôme en date, ajoute Raymond, quand il s'agit d'une affection spontanée, non traumatique de la queue de cheval, consiste presque toujours en douleurs localisées par le malade dans la région du sacrum et s'irradiant dans les membres inférieurs ; ces douleurs peuvent être continues avec exacerbations, êtres réveillées ou exagérées par la pression du sacrum, par le maintien du corps dans une certaine attitude, mais surtout par les mouvements. La parésie motrice, l'anesthésie, les troubles de

---

(1) Raymond. *Leçons cliniques sur le système nerveux*, 1897.

la miction, de la défécation et des fonctions génitales ne se montrent que plus tard. Il peut arriver d'ailleurs que la paralysie motrice respecte les muscles de la région antérieure et des régions externes et internes de la cuisse, qu'elle soit limitée aux muscles fessiers et à ceux de la région postérieure de la cuisse, aux muscles des jambes et des pieds. D'autre part, la compression peut n'intéresser que les racines du plexus sacré ou certaines d'entre elles. Enfin, en d'autres termes, il peut arriver que la compression de la queue de cheval produise au moins au début, la sciatique double.

Il en est de même lorsque les agents compresseurs venant de l'extérieur, ont pour siège l'espace situé entre la 11ᵐᵉ dorsale et la 1ʳᵉ lombaire. La compression se traduit par les symptômes, appelés extrinsèques par Charcot, bien avant l'apparition des phénomènes dus à l'atteinte médullaire. « Tous les agents de compression de la moelle, dit Charcot (1), sont capables de produire des symptômes résultant de l'irritation des racines des nerfs périphériques. Ces symptômes devancent toujours l'apparition des symptômes intrinsèques tenant à la compression médullaire, de telle sorte que *souvent, pendant un temps fort long, ils composent à eux seuls toute la maladie ou, pour mieux dire, toutes les apparences extérieures de la maladie. C'est là une circonstance capable de devenir l'occasion dans la clinique d'une foule d'erreurs qu'il faut s'efforcer d'éviter* ». Ces symptômes dits extrinsèques sont d'ailleurs constants et s'expliquent facilement par le fait que la tumeur, quel qu'en soit le point de départ, progressant de plus en plus, ne peut manquer de rencontrer les racines nerveuses ou les nerfs mixtes dans leur trajet intra-rachidien et d'en déterminer la compression et par suite l'irritation, avant toute atteinte de la moelle.

---

(1) Charcot. *Leçons sur les maladies du système nerveux.* T. II. 1875.

D'ailleurs, d'après Charcot, la moelle pourrait être comprimée pendant un certain temps avant d'être irritée et de manifester sa souffrance par des symptômes propres, tandis que les nerfs, eux, répondraient presque immédiatement à l'action de la cause irritante.

« Les troubles sensitifs, sont, en général, les premiers en date, disent MM. Estor et Rauzier (1). Ces douleurs sont de deux ordres: locales ou rachidiennes, irradiées ou pseudo-névralgiques. Les douleurs pseudo névralgiques, ainsi dénommées, parce que tout en suivant le trajet des nerfs, elles ne présentent pas de points douloureux, sont dues à la compression des racines sensitives ; elles ont des caractères cliniques variables ; elles peuvent être fulgurantes, térébrantes, concassantes, constric-tives et sont susceptibles par leur intensité, d'amener une impo-tence fonctionnelle équivalant presque à de la paraplégie ». Et les mêmes auteurs ajoutent plus loin que ces névralgies sont le plus souvent bilatérales.

En général, les douleurs sont permanentes, avec des recru-descences paroxystiques, quelquefois vraiment intermittentes, souvent à prédominance nocturne ; le mouvement les exas-père, le repos ne suffit pas à les calmer ; elles présentent parfois des rémissions spontanées, plus ou moins durables et peuvent être précédées de paresthésies.

Nous pouvons donc, dire que si l'agent compresseur agit sur les racines des nerfs sacrés, nous aurons comme symptôme une sciatique double ou plutôt une pseudo sciatique double qu'il sera souvent bien difficile de différencier cliniquement. « Les auteurs, dit Lannelongue (2), ont essayé d'établir une distinction entre les pseudo-névralgies par compression des

(1) Estor et Rauzier. *Compression de la moelle,* in *Traité de thérapeutique de Robin,* 1896.

(2) Lannelongue *Leçons sur la tuberculose vertébrale,* 1888.

troncs nerveux et les névralgies de toute autre origine, dues à l'impression du froid, au rhumatisme, à un trouble sympathique ou réflexe ; on a dit que dans les pseudo-névralgies, les manifestations douloureuses étaient entièrement subjectives, que la pression ne retrouvait pas les points névralgiques habituels. Si ce caractère différentiel est réel dans un certain nombre de cas, cependant, il peut exister des zones d'hyperesthésie cutanée sur lesquelles la moindre pression détermine une vive douleur. Les troncs nerveux, eux-mêmes, le sciatique surtout, sont également sensibles à une pression plus profonde sur divers points de leur trajet. Aussi, la coufusion est-elle fréquente entre la pseudo-névralgie par névrite ou par compression nerveuse et la névralgie proprement dite ; elle est faite à chaque instant dans la pratique ».

D'ailleurs, névrite et névralgie, répondent à l'affection que nous envisageons sous le nom de sciatique double. Mais notons qu'ici encore, le caractère qui rend la sciatique suspecte est sa bilatéralité.

Donc, la sciatique double peut être due à la compression des racines nerveuses dans la région lombo-sacrée. Quels sont les agents de la compression ?

Ils peuvent siéger dans la colonne vertébrale, le tissu cellulo-adipeux du rachis, les méninges. Nous ne ferons que citer les traumatismes du rachis pouvant quelquefois s'accompagner d'esquilles ou de cal hypertrophique. (M. Lago donne, dans sa thèse, l'observation d'une sciatique double survenue trois ans après un traumatisme rachidien). Nous n'insisterons pas sur les tumeurs osseuses, comme les osteomes (1), les tumeurs primitives (fibrome, myxome, lipome, adénome, etc.) et nous arriverons aux trois grandes causes qui doivent nous retenir : la syphilis, le cancer, la tuberculose.

_____

(1) Caselli. *Xe Congrès de chirurgie italien,* 1893. *Compression par ostéome.*

Syphilis. — La syphilis peut produire des hyperostoses à l'intérieur du canal vertébral, mais rarement. La syphilis agit le plus souvent sur les méninges, soit primitivement, soit secondairement à la carie osseuse. Les lésions consistent (1) en une sorte de granulations spécifiques qui peuvent atteindre, soit la dure-mère (pachyméningite spécifique), soit la pie-mère (lepto méningite spécifique). D'autres fois, on a observé des hyperplasies aboutissant à l'exsudation scléreuse ou gommeuse et s'accompagnant d'une adhérence très prononcée des méninges entre elles. Les prolongements que la pie-mère fournit aux racines rachidiennes peuvent aussi être infiltrés d'éléments embryonnaires. Rarement il existe des gommes de méninges.

On comprend que ces divers processus spécifiques puissent produire la compression des racines nerveuses et donner lieu à des douleurs affectant le plus souvent la forme de névralgies doubles.

Citons l'observation du malade de Gilbert et Lion (2) chez lequel le premier symptôme consista en élancements douloureux, spontanés, paraissant suivre le trajet des sciatiques ; ces douleurs persistèrent seules un certain temps, puis apparurent successivement la gêne de la marche, la rétention d'urine et des matières fécales.

On conçoit aisément, dit Lamy, l'importance qu'il y a à reconnaître la signification de cette période prodromique, avant que le tissu médullaire ne soit profondément lésé, car l'intervention d'un traitement spécifique bien conduit, peut prévenir des désordres irrémédiables.

Cancer. — Le cancer du rachis est loin d'être rare ; il est

---

(1) Lamy *Meningo myélite syphilitique.* Thèse de Paris, 1893.
Kasimir. Thèse de Paris. 1893.
(2) Gilbert et Lion.- *De la syphilis médullaire précoce* - Archives générales de médecine 1889.

le plus souvent secondaire au cancer du sein, de l'estomac, des masses prévertébrales. Il peut cependant être primitif, comme nous le verrons dans certaines observations. Partant de la colonne vertébrale, il envahit souvent le tissu cellulo-adipeux du rachis et refoule la dure-mère contre la moelle et les racines nerveuses. Il atteint aussi les méninges (1) (qui, quoique rarement, peuvent être le siège primitif de la lésion), et produit alors une pachyméningite qui les transforme en agent de compression ou amène le développement d'une ou plusieurs masses secondaires.

Donc, nous pouvons dire que le cancer peut être la cause de la compression des racines nerveuses dans le canal rachidien : 1° par une ou plusieurs masses qui, après avoir pris naissance dans les corps vertébraux, viennent faire saillie à l'intérieur du canal ; 2° par une ou plusieurs masses secondaires (quelquefois primitives), développées dans les méninges ; 3° par la pachyméningite consécutive.

Mais, en plus de ce mode de compression, il peut arriver que les noyaux cancéreux infiltrent les corps vertébraux qui deviennent friables, de telle façon que, sous l'influence du poids du corps, les vertèbres s'affaissent, se tassent au point de comprimer les troncs nerveux dans les trous de conjugaison.

De toute façon, les premiers symptômes seront fréquemment des névralgies bilatérales, affectant, si le siège du cancer est la région lombo-sacrée, la forme de sciatique double. Nous avons résumé les quelques observations suivantes :

OBSERVATION DE CRUVEILHIER (2). — Ch... Elisabeth, 64 ans, Paraplégie incomplète ; douleurs très vives et presques continuelles dans les genoux, les mollets, les talons, *le long des nerfs sciatiques.*

---

(1) Oustaniol. Tumeurs des méninges rachidiennes. Thèse de Paris, 1891.
(2). Cruveilhier. Anatomie pathologique des maladies de la moelle.

L'immobilité est douloureuse, aussi bien que la contraction musculaire. Les mouvements actifs, comme les mouvements communiqués
sont également douloureux. Au lit, elle meut assez bien les jambes :
levée, elle marche à l'aide de deux personnes qui la soutiennent ;
elle exécute les mouvements de progression, mais terrre à terre,
en traînant les pieds. Les deux membres inférieurs sont également
affaiblis ; les deux membres supérieurs, parfaitement sains. L'examen
de la région lombaire fait découvrir la cause matérielle dans une
saillie des apophyses épineuses de la 12e dorsale et de la 1re lombaire : il est d'ailleurs impossible de préciser la lésion qui a amené la
déviation. Pour les commémoratifs, on recueille que la malade n'est
dans cet état que depuis un an ; elle attribue son état à un refroidissement subit, à la suite duquel elle a éprouvé une douleur avec tuméfaction de la région lombaire. *La douleur s'étendit bientôt à la cuisse
droite puis à la cuisse gauche, le long des nerfs sciatiques.*

La malade meurt six mois après d'une pneumonie ; à l'autopsie, en
dehors des lésions pulmonaires, on trouve une dégénération cancéreuse de la 1re lombaire, par suite de laquelle la moelle était
comprimée.

OBSERVATION DE CHARCOT (1). — *Sciatique double chez une
cancéreuse.* — Femme D... 61 ans, journalière. Il y a 15 ans, choc
sur le sein droit et 5 ans plus tard, tumeur se développant en cette
région et s'ulcérant ; opération, il y a 18 mois suivie de quatre récidi-
ves et de quatre interventions successives, dans l'espace de 5 à 6 mois ;
le sein gauche s'est pris à son tour et la malade est admise aux
Incurables.

Depuis 3 mois, douleurs dans la région lombo-sacrée, surtout marquées quand la malade est dans la station verticale, quand elle marche
et fait des mouvements et se calmant par le repos. Ces douleurs envahissent le membre inférieur gauche, s'étendent sur le trajet du nerf sciatique où elles sont continues, mais beaucoup plus fortes quand la malade
fait un mouvement ou essaie de se tenir debout ou de marcher. Bientôt
après, elles envahissent le membre inférieur droit : donc, *sciatique
double* ; les douleurs existent des deux côtés, à la fesse, au niveau de la

(1) Charcot. Leçons cliniques. 1883.

tête du péroné, au cou de pied, augmentées par la pression en ces
points. La malade se plaint encore de douleurs, au pli de l'aîne, à droite
et à gauche : donc, en même temps, double névralgie crurale. En outre,
les douleurs s'exaspèrent dans la station verticale, à tel point que la marche est presque impossible ; cependant, ni atrophie musculaire, *ni
aucun symptôme indiquant une lésion spinale :* au lit, les mouvements de flexion et d'extension sont énergiques, pas d'exagération des
réflexes ; aucun trouble de la vessie et de rectum. Quand on presse sur
le sacrum ou sur les vertèbres lombaires, on provoque une vive
douleur.

D'après ces caractères, M. Charcot attribue cette sciatique double
à l'affaissement des vertèbres envahies par le cancer et à la compression
des nerfs dans les trous de conjugaison.

OBSERVATION DE RAYMOND (1). — *Névrite sciatique double ;
cancer primitif de la vertébrale ; compression de la queue de cheval.* — Homme, cantonnier, 65 ans ; aucun antécédent héréditaire,
aucun antécédent personnel avant la maladie actuelle qui remonte à 6
ans. À cette époque, il ressentit subitement à la région lombaire une
douleur comparée à un violent coup de fouet ; cette crise fut suivie
d'une douleur lancinante avec exacerbations passagères. Après application d'un vésicatoire, il peut reprendre son travail au bout de 3 ou 4
jours. Dix jours après, nouvelle crise, nouveau vésicatoire, disparition
des douleurs et ainsi, plusieurs crises se succèdent, devenant de plus en
plus fortes, de plus en plus prolongées jusqu'en janvier 1885 où a lieu
une nouvelle crise, mais la douleur localisée jusqu'ici à la région lombaire, se déplace et le malade ressent des élancements douloureux dans
le membre inférieur gauche, à la région postérieure, paraissant suivre le trajet du sciatique. Bientôt, mêmes élancements dans la cuisse
droite. Les douleurs, non continues, reviennent par crises d'une durée
de 24 à 48 heures, 2 ou 3 fois dans le mois. Les douleurs, lancinantes,
deviennent de plus en plus vives, sont exaspérées par le moindre mouvement. En dehors des crises, douleur sourde, engourdissement
pénible. La diminution de la sensibilité à la piqûre et au froid, peu

---

(1) Raymond. *Archives générales de médecine.* — Février 1886.

marquée à la région postérieure de la cuisse et à la région fessière droite est plus appréciable à gauche. A la région lombaire, sur la ligne médiane, et de chaque côté de cette ligne, la sensibilité à la piqûre est fortement émoussée ; à la pression en ce point, le malade accuse une vive douleur.

Les caractères de la douleur et les phénomènes du côté de la région lombaire font porter le diagnostic de : plaque de méningo-myélite siégeant à la région lombaire.

Les crises augmentent de fréquence et se renouvellent presque tous les jours ; le malade est atteint de rétention d'urine, puis d'albuminurie, état général mauvais, amaigrissement rapide, teint jaunâtre, œdème des membres inférieurs, eschare sacrée et mort dans le collapsus.

AUTOPSIE. — Au niveau de la 2e lombaire, la dure mère, épaissie, adhère fortement à la paroi intérieure du canal. L'adhérence est encore plus marquée au niveau de la 3e et de la 4e lombaire ; tout autour de la moelle, la dure mère épaissie, est doublée d'un tissu fibreux, dense, dur, comprimant la queue de cheval à la partie antérieure : la méninge présente un épaississement d'environ 3 millimètres, elle est doublée en ce point par un tissu grisâtre, criant sous le scapel, ne faisant qu'un avec la portion osseuse sous jacente, de sorte qu'après l'arrachement de la dure mère, il reste dans le corps de la 3e vertèbre, une perte de substance, d'aspect anfractueux. La pie-mère est saine, le corps de la 3e vertèbre lombaire est profondément altéré : tissu osseux dur, compact, à coloration blanc jaunâtre, néoformation présentant à l'œil tous les caractères du cancer, démontrés ensuite par l'examen histologique. Dans les 4e et 5e lombaires, il y a un petit noyau de même nature. Le disque séparant la 3e de la 4e est envahie par le néoplasme.

Tuberculose vertébrale ou mal de Pott (1). — La tuberculose vertébrale, qui est la cause la plus fréquente de la compression

---

(1) Michaud. Méningite et myélite dans le mal vertébral. Thèse de Paris 1874.
Mme Conta. Mal de Pott au-dessous de la moelle chez les enfants. Thèse de Paris 1887.
Lannelongue Leçons sur la tuberculose vertébrale 1888.

médullaire, agit de plusieurs façons sur les racines nerveuses. La compression peut se produire, alors qu'il n'y a encore ni déformation, ni gibbosité, et alors, elle ne peut être due qu'à une pachyméningite, à un abcès par congestion se développant dans le canal rachidien, ou à des bourgeonnements fongueux. Mais même lorsque la gibbosité existe, la pachyméningite est la cause la plus fréquente de la compression, et ce n'est que très rarement qu'on peut accuser l'arête produite par la déviation vertébrale qui, en règle générale, est séparée de la moelle par un matelas fongueux.

Les racines nerveuses peuvent être atteintes sur tous les points de leur trajet; elles peuvent participer, dans la cavité arachnoïde, aux altérations des méninges et de la moelle; au niveau de l'orifice de la dure-mère et dans les trous de conjugaison, les filets nerveux se trouvent fréquemment en contact avec les fongosités, les parois des abcès froids qui peuvent les repousser, les comprimer et surtout les altérer dans leur structure. La dure-mère épaissie, peut encore étrangler le nerf dans l'orifice de sortie. Il semble aussi, malgré Lannelongue qui n'admet pas ce mode, que les racines nerveuses peuvent être comprimées dans les trous de conjugaison rétrécis par le tassement osseux, et Grasset et Estor (1), ont publié un cas où la compression des racines rachidiennes dans les trous de conjugaison était évidente.

Quoiqu'il en soit, les premiers symptômes sont le plus souvent des troubles de la sensibilité, des douleurs de siège et de caractères variables affectant le trajet d'un nerf. « Aux membres inférieurs, dit Lannelongue, ces *douleurs peuvent affecter la forme de sciatique double*, soit qu'elles occupent dès le début, les deux côtés, soit que primitivement unilatérales,

---

(1) Grasset et Estor. *Revue de médecine*, février 1887.

elles gagnent ensuite le membre du côté opposé. Dans la sciatique double, la bilatéralité devient un signe précieux. En
général, ces douleurs n'inquiètent assez ni le malade, ni même
le médecin; elles sont mises sur le compte de névralgies, de
rhumatismes, et cela d'autant plus aisément que leur apparition n'est que passagère ou intermittente. Dès que l'attention
est éveillée, il est nécessaire d'explorer le rachis par des pres-
sions sur les apophyses épineuses, les gouttières vertébrales,
les apophyses transverses; il faut examiner les mouvements,
voir la mobilité des vertèbres, examiner s'il n'y a pas de rigidité
anormale.»

« Il n'est pas besoin de rappeler, dit Parmentier (1), *l'importance des névralgies bilatérales, de la sciatique double, au
point de vue du diagnostic. Ce sont les signes révélateurs qui
permettent de déceler un mal de Pott, plusieurs mois et même
un ou deux ans avant l'apparition de la gibbosité, si tant est
qu'elle apparaisse, car il existe, en effet, des cas de tuberculose vertébrale et méningée qui ne s'accompagnent à aucun
moment de leur évolution, de déviation de la colonne vertébrale.* »

Dans les nombreuses observations de mal de Pott lombo-
sacré, que nous trouvons dans l'excellente thèse de Mme Conta,
on peut noter au début des douleurs dans les membres inférieurs; mais il est regrettable qu'il ne soit pas spécifié, si ces
douleurs ont affecté la forme de sciatique double. Comme le
fait remarquer l'auteur, ces observations ont été prises sur des
enfants qui arrivaient dans le service avec une tuberculose
osseuse avancée, et il était difficile d'avoir des renseignements
sur les symptômes du début, avec d'autant plus de raison que
les enfants traduisent mal leurs douleurs spontanées. Aussi,

---

(1) Parmentier. Traité de médecine de Debove et Achard.

ne retrouvons nous dans sa thèse, aucune observation de scia-tique double au début du mal de Pott, assez caractéristique pour être reproduite utilement.

Nous résumons une observation de névrite consécutive à un mal de Pott lombaire, due à Dufour (1).

Henriette H.., 35 ans, entre le 29 juillet 1895 dans le service du pro-fesseur Raymond. Pas d'antécédents héréditaires ; aucun antécédent personnel.

En juin 1895, douleurs intermittentes, puis continues, augmentées par la fatigue, dans le membre inférieur droit, à la face postérieure de la cuisse, au creux poplité et aux malléoles ; peu de temps après, mêmes symptômes dans le membre inférieur gauche avec localisation sur le trajet du nerf sciatique. Les souffrances sont plus vives dans la station debout et pendant la marche.

Examen : Amaigrissement des jambes et des cuisses, réflexe rotulien diminué à droite ; les réflexes des tendons d'Achille et les reflexes plan-taires sont faibles ; les réflexes fessiers ont disparu. Les douleurs sur le trajet des sciatiques sont très accusées par la malade ; elles sont spontanées, exagérées par la marche, mais ne peuvent être provoquées par la pression sur aucun point du trajet du sciatique. Pas d'anesthé-sie. Les fonctions vésicales et rectales ont toujours été normales.

En examinant la colonne vertébrale, on voit au niveau de la région lombaire une cyphose dont le point culminant est à égale distance de la 2e vertèbre lombaire et de la base du sacrum ; la percussion des apophyses épineuses n'est d'ailleurs pas douloureuse : la malade n'avait jamais remarqué cette saillie.

La malade tousse ; l'auscultation fait entendre au sommet droit et en arrière, quelques craquements.

Le traitement : pointes de feu, huile de foie de morue, repos au lit, amène l'amélioration de l'état de la malade qui quitte l'hôpital.

Grâce à l'obligeance de notre maître, M. le Professeur

---

(1) Dufour. Thèse de Paris 1896.

Agrégé Rauzier, nous pouvons présenter l'observation inédite suivante :

OBSERVATION INÉDITE DUE A M. LE PROFESSEUR A. RAUZIER

Parésie spasmodique des membres inférieurs (forme de sciatique double), due d un début de Pott lombaire.

S.... âgé de 17 ans, est vu en consultation par M. Rauzier le 9 mai 1897, dans un village des environs.

Antécédents héréditaires. — Le père et la mère sont bien portants; dans la famille, on ne retrouve aucune trace de tuberculose ou de maladie nerveuse.

Antécédents personnels. — Le malade est sujet, depuis l'âge de six ans, à des crises comitiales, se répétant tous les mois et en dehors desquelles S... n'a jamais été malade.

Maladie actuelle. — Le 26 mars, c'est-à-dire un mois et demi avant l'examen actuel, S... après s'être refroidi et avoir ressenti pendant quelques jours de légères douleurs dans la cuisse droite a été pris d'une sciatique, qui fut dûment constatée par le médecin traitant, avec les points douloureux habituels, l'exagération des douleurs par le mouvement et la pression. Cette sciatique était accompagnée de fièvre et de sueurs abondantes.

Depuis 15 jours, la douleur qui a diminué à droite, occupe aussi la jambe gauche. Il n'existe ni douleurs dans le dos, ni douleurs en ceinture. Le malade est faible, marche difficilement, s'amaigrit. Il n'y a ni céphalée, ni troubles de la vue, aucun symptôme rénal ; l'examen des urines ne révèle ni albumine, ni sucre, mais simplement un excès de phosphates. Le malade ne tousse pas ; les fonctions vésicales et rectales sont intactes.

Pendant toute cette période, la fièvre a persisté, nulle le matin, arrivant parfois jusqu'à 40° le soir. Le jour de la consultation, elle atteint 38°

Aspect du malade. — On se trouve en présence d'un sujet grand, blond, à peau fine et un peu amaigri ; il marche difficilement de façon un peu spasmodique, avec une canne.

On constate de l'exagération des réflexes, plus marquée à droite, de la trépidation épileptoïde des deux côtés ; il n'y a pas de contracture, mais simplement un peu de raideur des membres inférieurs.

Dans le dos, existe une légère saillie, au niveau de l'apophyse épineuse de la 1re lombaire ; cette saillie est douloureuse à la pression ; on trouve quelques ganglions dans les aînes, aucun au cou.

La cage thoracique présente une voussure à droite ; pas de matité à la percussion, ni de modifications dans les vibrations ; mais la respiration est obscure et l'expiration prolongée au sommet droit. Rien au cœur.

Le diagnostic porté est celui de : Parésie spasmodique douloureuse des membres inférieurs (forme de sciatique double) due à un début de mal de Pott.

Le traitement consiste en pointes de feu tous les dix jours ; application d'une gouttière de Bonnet, fortifiants (Kola, glycérophosphate de chaux, arséniate de soude.

Le 16 octobre, cinq mois après le précédent examen, le malade est revu. Son état a commencé à s'améliorer, dès l'usage de la gouttière de Bonnet, dans laquelle il est resté deux mois ; actuellement, il marche normalement, sans aucune douleur ; il ne tousse pas, il n'a pas de douleurs dans le dos. On ne constate rien à l'auscultation. Il n'y a plus à la région lombaire de saillie apparente ; plus de douleur à la pression. Cependant les réflexes sont encore un peu exagérés et il y a encore de la trépidation épileptoïde, surtout à gauche.

Non seulement, cette observation vient à l'appui de la constatation de l'existence fréquente de la sciatique double, au début de la tuberculose vertébrale lombo-sacrée, mais elle montre encore que le diagnostic précoce de la cause, fondé en grande partie sur ce symptôme, et amenant l'emploi d'un traitement bien conduit, peut éviter des atteintes plus profondes de la maladie et aboutir à la guérison.

Donc, à côté d'autres causes beaucoup plus rares, nous devons surtout retenir la syphilis, le cancer, la tuberculose : telles sont les trois affections les plus fréquentes qui peuvent, par altération vertébrale ou intra rachidienne au niveau de la région lombo-sacrée produire, par compression, la sciatique double.

Le diagnostic entre les trois, offre plus de difficultés et moins de certitude. En faveur de la syphilis, on s'appuiera sur les commémoratifs du sujet, les stigmates ; la tuberculose atteint de préférence les sujets jeunes, à hérédité suspecte, de constitution chétive, chez lesquels on trouvera quelquefois des localisations antérieures (adénopathies, lésions thoraciques), elle s'accompagnera de douleur à la pression de la colonne, d'une sorte d'ankylose du rachis par contracture musculaire, d'une déviation vertébrale (Estor et Rauzier). Le cancer est rare avant 35 ans ; il a pour lui la teinte jaune paille des téguments, et des atteintes viscérales précédentes.

B. — *Sciatique double par compression dans le petit bassin.*

Le plexus sacré est situé dans l'excavation, au devant et au dessous de la symphyse sacro-iliaque ; il présente la forme d'un triangle dont la face postérieure repose sur le muscle pyramidal qui le sépare des gouttières latérales du sacrum ; il répond, en dedans, au rectum ; en dehors, aux vaisseaux hypogastriques, et chez la femme, au col de l'utérus et à l'extrémité postérieure du vagin.

Un grand nombre de tumeurs sont capables de comprimer à la fois les deux plexus sacrés ; nous citerons l'hématocèle rétro-utérine, les tumeurs de l'ovaire, les salpingites prolabées dans le cul de sac de Douglas, le fibrome sous péritonéal ; nous pouvons retrouver aussi et non le moins fréquemment l'influence de la tuberculose et du cancer vertébral ; la tuberculose agissant par sa localisation à la face antérieure du

sacrum et la production d'abcès tuberculeux, ossifluants pouvant acquérir un volume considérable au point de refouler
tous les organes du petit bassin ; le cancer du sacrum peut
aussi englober et comprimer les branches du plexus qui se
trouvent en avant de lui.

Il faut aussi penser aux deux affections les plus fréquentes:
le cancer du col de l'utérus et du rectum. Dans la carcinose
utérine, les nerfs sacrés peuvent être comprimés par l'utérus
hypertrophié par la tumeur ; mais c'est là le mode le plus rare
et le plus souvent, ce sont les ganglions sacrés auxquels se
rendent les lymphatiques du col, qui, envahis par le processus
cancéreux, sont les agents de la compression.

Lebert dit, dans son *Traité des maladies cancéreuses*, que
les ganglions du bassin se prennent souvent dans le cancer de
l'utérus, et que des douleurs névralgiques affectant parfois le
caractère de la sciatique, se montrent chez les femmes atteintes
de cancer de la matrice. Nous pouvons rappeler une observation de Cornil, communiquée à la Société anatomique en 1864,
d'après laquelle, à l'autopsie, on trouva le petit bassin
rempli de ganglions lymphatiques hypertrophiés, et Cornil
ajoute que, toutes les fois qu'une femme avait pendant la
vie, souffert d'une façon continuelle et violente dans les cuisses, il avait trouvé soit une néoplasie, soit une hypertrophie
du tissu cellulaire du névrilème des nerfs sciatiques.

La sciatique, dans le cancer de l'utérus, dit Marquez (1),
peut d'abord être unilatérale, mais on le voit bientôt s'étendre
à l'autre membre, et cet auteur appuie sur le précepte absolu,
de penser toujours, en présence de la sciatique double, à une
tumeur des organes du petit bassin et surtout à la plus com-
mune de toutes, le cancer de l'utérus.

---

(1) Marquez. Thèse de Paris, 1880.

Nous nous associons à cette conclusion, en rappelant aussi la fréquence du cancer du rectum, et en citant le cas de Chomel lui-même qui eut une sciatique double dont la cause était un cancer du rectum dont il mourut.

C. — Sciatique double par compression au niveau du membre inférieur.

La compression peut s'exercer sur le tronc nerveux dans son trajet dans le membre inférieur; mais pour que la sciatique bilatérale puisse se produire, il faut que les agents de compression existent simultanément dans les deux membres, ce qui est exceptionnel et permet d'éliminer un certain nombre de tumeurs auxquelles peut être due la sciatique unilatérale.

Cependant, il est une affection qui peut produire le symptôme de la sciatique double, ce sont les varices: Des observations ont été données sur cette action et nous empruntons à Quenu les trois cas suivant que nous résumons :

Masset, 60 ans, varices aux membres inférieurs depuis plus de 20 ans ; depuis une quinzaine d'années, il éprouve dans les mollets, dans la cuisse et dans la fesse des douleurs qu'il localise nettement sur le trajet du nerf sciatique ; ces douleurs reviennent tous les 5 ou 6 mois et le font boîter.

Douleurs extrèmement vives à la pression : à la partie moyenne du mollet, sur la ligne médiane, dans tout le losange poplité, à la partie moyenne de la face postérieure de la cuisse, dans la gouttière ischio-trochantérienne, dans l'échancrure sciatique, derrière la tête du péroné. Les douleurs sont calmées par l'application d'un bandage qui remonte jusqu'au pli de l'aîne.

Goutte, 50 ans, varices superficielles, souffrances spontanées dans la cheville gauche, le creux du jarret, et dans la cuisse ; point poplité à gauche ; à droite, point trochantérien, point poplité, point péronier.

Mme Dreschler, 25 ans, varices depuis 6 ans : souffre dans le cou de pied, le mollet, à la face postérieure de la cuisse et au creux du jarret. Douleur très vive à la pression ; à droite, dans le mollet, dans le creux poplité, au point trochantérien ; à gauche, dans tout le losange poplité, à l'échancrure sciatique derrière la tête du péroné.

Enfin, nous ajouterons l'observation personnelle suivante :

Mme A. Marie, 47 ans.

Antécédents héréditaires. — Le père avait une sciatique, la mère était rhumatisante, un enfant rhumatisant.

Antécédents personnels. — Antérieurement la malade n'a jamais eu de rhumatisme ; pendant une grossesse, elle a souffert dans la cuisse gauche d'une douleur qui disparut après l'accouchement.

Maladie actuelle. — Mme A., se plaint de douleurs dans la cuisse et au bas des reins depuis six ans ; la douleur d'abord localisée du côté gauche, occupa bientôt les deux côtés. Depuis 8 jours, les douleurs sont plus intenses et l'empêchent de travailler ; elle souffre quand elle marche et elle boîte. Points douloureux à l'émergence du sciatique, points péronier et poplité des deux côtés. Lorsqu'elle est assise, elle ne peut étendre les jambes complètement, elle ne les étend qu'au lit.

Examen. — Obèse.

Elle ne tousse et ne crache pas.

Réflexes normaux, pas d'incontinence d'urine ; pas de douleur à la palpation de la colonne vertébrale ; pas de tumeur ni de symptômes abdominaux ; rien au cœur. Varices.

Rien dans les urines.

Donc le diagnostic ne peut être que le suivant : sciatique double chez une variqueuse obèse de souche rhumatismale.

Il peut se faire qu'ici la sciatique double soit due à la compression exercée sur les troncs nerveux par les paquets variqueux. Cependant, d'après Quenu, la sciatique serait toujours due à la varicosité des veines du nerf lui-même. La dilatation variqueuse des veines agirait alors, soit en comprimant les filets nerveux, soit en produisant de la périphlébite et de la névrite consécutive car, ainsi que le dit Bruhl (1) les varices des nerfs sciatiques sont constantes chez les variqueux, d'après Quenu, et cependant, tous les variqueux, n'ont pas de sciatique ; pour que celle-ci se produise, il faut l'intervention d'une infection qui détermine la phlébite des veines variqueuses.

Notons aussi, que dans certains cas, la sciatique a cédé à la résection de ces paquets veineux enflammés.

III. — Sciatique double primitive

Après avoir envisagé les nombreuses affections pouvant donner naissance à la sciatique double, après avoir donné des observations à l'appui de leur influence causale, nous devons en arriver à certains cas qui font l'objet des deux observations suivantes et dans lesquels on ne put retrouver aucune cause générale ou locale. Et cependant, la valeur de ces observations est indiscutable, la première étant due à Charcot, la seconde à Raymond.

OBSERVATION DU Pr CHARCOT. — *Gazette des Hôpitaux* du 10 mars 1891.—(Résumée). —Le malade entre le 9 décembre, ne pouvant se tenir debout et s'avançant soutenu par deux personnes, levant les cuisses d'une façon excessive et en le déshabillant, on constata qu'il avait les pieds tombants, surtout le pied gauche : les fléchisseurs étaient aussi paralysés que les extenseurs. De plus, violentes douleurs dans les jambes, survenant la nuit principalement. L'idée qui vint à l'esprit en face de cet ensemble symptomatique, démarche de stepper, douleur, atrophie musculaire, pied violacé et œdémateux, fut qu'il s'agissait d'une paralysie alcoolique. Cependant, pas d'éthylisme reconnu ; la pression des masses musculaires ne semblait occasionner qu'une douleur insignifiante et les réflexes rotuliens n'étaient nullement absents.

---

(1) Bruhl. *Loc. cit.*

Homme de 56 ans ; aucun antécédent héréditaire ; à partir de 50 ans il a eu plusieurs attaques de colique néphrétique. C'est depuis, qu'il commença à ressentir des douleurs violentes dans le membre inférieur gauche : ces douleurs, continuelles, suivaient le trajet du sciatique, commençant au niveau de la fesse, puis descendant le long de la région postérieure de la cuisse et de la jambe, étaient plus particulièrement localisées aux points trochantériens, poplité, péronier, malléolaire externe, dorsal du pied. Peu à peu, l'impotence et l'amaigrissement du membre devinrent manifestes. Puis les douleurs s'étendirent au membre inférieur droit, affectant la même disposition qu'à gauche. Pendant ce temps, le malade, que ses souffrances empêchaient de dormir, maigrissait et prenait peu à peu l'aspect cachectique. Il paraissait alors frappé de paraplégie, marchant avec difficulté, steppant du côté gauche, pied gauche tombant, œdématié, d'aspect violacé, froid au toucher, ne pouvant exécuter aucun mouvement. L'examen électrique nous a montré qu'il existe une réaction de dégénérescence dans les muscles tibial antérieur, extenseur commun des orteils, extenseur propre du gros orteil, perte complète de l'excitabilité faradique et galvanique pour les muscles péroniers latéraux et triceps sural. A droite, la réaction de dégénérescence n'est que partielle dans les mêmes muscles. La vessie et le rectum ne sont nullement paralysés.

Sous l'influence de l'antipyrine et de l'acétanilide, le douleurs ont diminué et le malade retrouve le sommeil et l'appétit.

On n'avait pas trouvé de sucre dans les urines : il n'y avait pas de carcinose viscérale ; il n'existait ni douleur, ni tuméfaction locale et ce n'est qu'après un examen approfondi que Charcot porta le diagnostic de sciatique double primitive.

OBSERVATION DU PROFESSEUR RAYMOND (leçons du mardi).— *Bulletin médical, 1897.*— (Résumée).— Homme âgé de 40 ans, métier pénible : homme de peine.

Pas d'antécédents.

Il y a deux ans, il ressentit dans les cuisses et dans les jambes de vives douleurs qui l'obligèrent à marcher courbé ; cet état de souffrance dura un mois et demi, et après un court séjour à Lariboisière, il reprit son travail.

Depuis six semaines, il servait chez un marchand de meubles comme chargeur et déchargeur, exposé à toutes les intempéries, lorsqu'il fut repris des mêmes douleurs qui le forcèrent à interrompre son métier.

Au repos, il souffre peu, mais dès qu'il veut faire le moindre mouvement, ce n'est qu'aux prix de douleurs vives, d'élancements très pénibles, ressentis des deux côtés, au niveau des reins et des cuisses. La lésion est bilatérale, mais plus accentuée à gauche. Le signe de Lasègue (1) existe des deux côtés. Du côté gauche, on relève la sensibilité douloureuse, au niveau de tous les points classiques, apophysaire, sacré, fessier, trochantérien, creux poplité, péronier. Les jambes ont beaucoup maigri, et on note de l'affaiblissement des muscles fléchisseurs et extenseurs du pied sur la jambe. Les réflexes sont cependant conservés et il n'y aucun trouble des sphincters.

Donc, sciatique double.

Pas de signes de compression médullaire, comme la paralysie du rectum et de la vessie, pas de sucre dans les urines.

« Je crois, dit Raymond, pouvoir rattacher cette névrite double au surmenage physique, à l'excès de fatigue ; ajoutez l'influence de l'alcool, notre homme étant un peu buveur. Peut être le travail immodéré agit-il en favorisant les auto-intoxications et l'innervation des membres inférieurs est-elle la première, en raison de l'activité fonctionnelle exagérée, à souffrir de cette intoxication endogène. »

Ces deux observations ne s'opposent nullement aux conclusions que nous voulons retirer de notre étude : que la sciatique double est le plus souvent symptomatique ; elles nous font admettre cependant que quelquefois, quoique rarement, elle peut être primitive, c'est-à-dire être attribuée aux causes banales, auxquelles sont dues bien plus fréquemment les névralgies unilatérales.

---

(1) Le signe de Lasègue, est la douleur vive ressentie par le malade, lorsqu'on essaie d'étendre la jambe sur la cuisse et de fléchir ensuite la cuisse sur le bassin.

CONCLUSIONS

I.— La bilatéralité donne à la sciatique une valeur seméiologique à part; elle appelle l'attention et la dirige sur un nombre relativement restreint d'espèces morbides déterminées.

II. — Le médecin doit, en présence d'une sciatique double, rechercher immédiatement l'affection causale et ne pas se contenter d'un traitement symptomatique. Le plus souvent, un traitement purement symptomatique n'aurait pas d'effets appréciables; d'autre part, la recherche méthodique des causes peut amener le praticien à diagnostiquer une maladie latente, à prévenir et arrêter dans son germe le développement de certaines lésions dont la sciatique double est quelquefois la seule manifestation au début.

III.— Les états pathologiques dans lesquels nous avons pu retrouver la sciatique double sont :

A. Certaines diathèses, infections et intoxications : diabète, blennorrhagie, paludisme, saturnisme.

B. Des affections locales ou localisées pouvant amener le syndrôme de la sciatique double, par l'intermédiaire d'une compression s'exerçant :

1° dans le rachis, au niveau de la région lombo-sacrée,	sur la moelle. sur les racines nerveuses,	cancer, mal de Pott, syphilis, certaines autres tumeurs,
2° dans le petit bassin,	sur les deux plexus sacrés,	tuberculose et cancer de la face antérieure du sacrum, cancer de l'utérus, cancer du rectum, tumeurs abdominales,
3° au niveau des membres inférieurs,	sur les troncs nerveux,	varices.

IV. — La sciatique double peut être quelquefois primitive.

INDEX BIBLIOGRAPHIQUE

Auché. — Altérations des nerfs périphériques au cours du diabète. Archives de médecine expérimentale, 1884.

Babinski. — Archives de méd. expérimentale, mars 1891 et mars 1893.

Babinski et Zachariadès. — Archives de biologie, 9 Novembre 1895.

Barié. — Contribution à l'étude de la méningo-myélite blennorrhagique. Thèse, Paris 1894.

Bernard et Féré. — Troubles nerveux chez les diabétiques. Archives de neurologie, 1882.

Blondet. — Sarcome des méninges. Bulletin de la Société anatomique, 1859.

Bordier A. — Névralgies symétriques dans le diabète. Journ. de thérapeutique, 1881.

Brissaud. — Leçons sur les maladies du système nerveux.

Brisson. — Etude sur la sciatique blennorrhagique, Thèse de Paris 1883.

Bruhl. — Revue générale sur la sciatique. Gazette des hôpitaux, 4 Novembre 1893.

Buzzard. — A case of symétrical sciatica in a diabetic patient. The Lancet 1882.

Charcot. — Leçons cliniques.

— Sciatique double chez une cancéreuse. Progrès médical, 1883.

— Sciatique double primitive. Gazette des hôpitaux, 10 Mars 1891.

Cornillon. — Des névralgies diabètiques. — Revue de médecine 1884.

Debove. — Sciatique symptomatique par compression du plexus sacré par une tumeur cancéreuse. Bulletin Soc. anatomique 1873.

Denucé. — Mal de Pott. Bibliothèque médicale, 1896.

Deshayes. — Tumeurs des méninges. — Bulletin Soc. anatomique 1878.

DRASCHE. — Ueber diabetische neuraglien, 1882.

DREYFOUS. — Pathogénie et accidents nerveux du diabète sucré. Thèse d'agrégation, 1883.

DREYFOUS. — Névralgies saturnines. France médicale 1881.

ESTOR et RAUZIER. — Art : compression de la moelle in Traité de thérapeutique de Robin, 1896.

FERNET. — De la sciatique et de sa nature. — Archives générales de médecine, 1878.

FOURNIER. — Sciatique blennorrhagique, Union médicale, 9 Décembre 1868.

GAJKIEWICK. — Syphylis du système nerveux, 1892.

GILBERT et LION. — De la syphilis médullaire précoce. Archives générales de médecine, 1889.

GRASSET et RAUZIER. — Maladies du système nerveux.

GRASSET et ESTOR. — Revue de médecine, février 1887.

GUINON. — Art : compression lente de la moelle in Traité de médecine, de Charcot, Bouchard, Brissaud.

HAYÉM et PARMENTIER. — Contribution à l'étude des manifestations spinales de la blennorrhagie. Revue de médecine, 1888.

HOFFMANN. - Muskelwogen in einem Falle von chronischer doppelseitiger Ischias. Neurol. Centralbl, 1895.

IMBERDIS. — Contribution à l'étude des symptômes du mal de Pott au début, Thèse Paris, 1886.

KASIMIR. — Thèse Paris, 1893. Méningo-myélite syphilitique.

LAGO. — Sciatique double, thèse Paris 1897.

LAMY. — Méningo-myélite syphilitique. Th. Paris, 1893.

LANDOUZY. — De la sciatique. Archives générales de médecine 1875.

LANNELONGUE. — Leçons sur la tuberculose vertébrale, 1888.

LAQUER. — Ueber compression der Cauda equina. Neurol. Centralbl, 1891.

LASÈGUE. — De la sciatique. Archives générales de médecine, 1864.

MARAGLIANO. — Un caso di nevralgia ischitica doppia, accompagnata da crampi muscolari agli arti inferiori. Boll. d. clin. Milano, 1892.

MARCHAL de CALVI. — Recherches sur les accidents diabétiques, 1864.

MARIE P. — Syphilis médullaire. Semaine médicale, 25 Janvier 1893.

MARQUEZ. — Thèse de Paris, 1880.

MARY E. — Contribution à l'étude de quelques troubles nerveux qui surviennent chez les diabétiques. Th. Paris, 1881.

Masse. — Compression lente de la moelle. Montpellier médical, 1877.

Michaud. — Méningite et myélite dans le mal vertébral. Th. Paris, 1871.

Oustaniol. — Tumeur des méninges rachidiennes. Th. Paris, 1891.

Park. — Bilatéréral sciatic nerve stretching, Internat. clin. 1893.

Parmentier. — Compression de la moelle in traité de médecine de Debove et Achard.

Peter. — Leçons de clinique médicale, t. ii.

Potts. — A case of double sciatica of malaria origin. New-York, Méd. Journ. 1891.

Quenu. — De la névrite sciatique chez les variqueux. Bulletin de la société de chirurgie 1888.

Raymond et Oulmont. — Douleurs fulgurantes et myalgie des membres inf, chez un diabétique. Gazette médicale, 1881.

Raymond. — Névrite sciatique double ; cancer de la colonne vertébrale, compression de la queue de cheval. Archives générales de médecine, février 1886.

— Différentes formes de lepto-myélites tuberculeuses. Revue de médecine, 1886.

— Complications nerveuses de la blennorragie, 1891.

— Leçons cliniques sur le système nerveux, 1897.

— Sciatique double par surmenage. Bulletin médical 1897.

Rostain. — Tumeur cancéreuse comprimant la queue de cheval. Archives de médecine, 1834.

— Névralgie sciatique, Gazette des hôpitaux, 1846.

Rostan Ch. — Névralgies saturnines. Thèse Paris, 1882.

Savard. — Myélites syphilitiques. Thèse Paris, 1881.

See Germain. — Bulletin de l'Acad. de médecine, 9 avril 1889.

Tanquerel des Planches. — Traité des maladies du plomb, 1839.

Taylor R. W. — Notes cliniques sur la névralgie d'origine syphilitique. New-York méd. Journ. 1880.

Tripier. — Du cancer de la colonne vertébrale, 1897.

Valleix. — Traité des névralgies, 1841.

Van Lair. — Des névralgies. Bruxelles, 1866.

Worms. — Névralgies symétriques dans le diabète. Gazette heb. de médecine 1880.

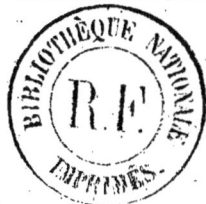

TABLE DES MATIÈRES

——

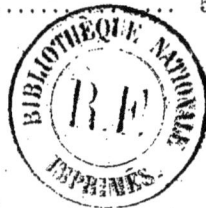

Montpellier. — Imp. de la Manufacture de la Charité.